AF585809

DES PARALYSIES HYSTÉRO-OPÉRATOIRES
DE L'AVANT-BRAS ET DE LA MAIN
CONSÉCUTIVES A DES INTERVENTIONS SUR LE COUDE

PAR

Charles AUDRY (de Toulouse)
Chargé de cours à la Faculté de Médecine (1).

Nous désirons faire connaître une complication singulière que nous avons pu observer chez certains malades ayant subi des interventions sanglantes sur la région du coude.

Sur 3 opérés de M. le Pr Ollier (2 résections du coude, une séquestrotomie de l'extrémité inférieure de l'humérus), on a noté aussitôt après l'opération une paralysie motrice complète de l'avant-bras du membre opéré.

Ces cas sont rares et peu connus. Sur 211 résections du coude exécutées à la Clinique par le Pr Ollier, on n'a eu l'occasion de les observer que 2 fois. Le premier fait a été cité par Ollier dans son Rapport sur l'*osteogénèse chirurgicale*, au *Congrès International de Berlin* (2).

En voici le résumé :

Observation I.

Il s'agissait d'une fille de 15 ans, Louise Bil...., atteinte d'ankylose huméro-radio-cubitale; une première résection exécutée en juin 1887 fut suivie d'une récidive, grâce à une faute commise dans le traitement post-opératoire. L'indocilité de la malade, une reproduction ostéo-cartilagineuse tout à fait exubérante rendirent encore insuffisante une deuxième résection; enfin une troisième résection fournit un résultat excellent au point de vue de la forme et de la fonction. C'était là un exemple de l'énergie reproductrice que peuvent développer les tissus ostéo-périostiques. Mais en outre, la malade offrit ensuite après sa troisième résection des symptômes inattendus et qu'on n'avait pas encore constatés en pareille occasion.

L'opération fut suivie d'une paralysie complète des muscles de l'avant-bras et de la main avec sensation de fourmillement dans les doigts; la sensibilité était conservée sur quelques points, mais diminuée dans d'autres. Comme dans cette opération le nerf cubital seul avait pu être tiraillé et que les autres nerfs du membre n'avaient pas été touchés, on vit dans cette paralysie un phénomène réflexe, et on

(1) La rédaction de ce travail remonte au commencement de l'année 1892, l'auteur étant alors chef de clinique chirurgicale à Lyon.

(2) On trouvera l'observation dans le *Traité des Résections*, T. III, p. 964.

l'expliqua par le nervosisme de la malade. Il n'y eut ni fièvre, ni douleur. Cette paralysie persista pendant 6 semaines environ ; le 31 juillet seulement, la malade commença à faire quelques mouvements avec les doigts. La guérison complète fut rapide et elle s'est maintenue depuis lors.

Relativement aux antécédents nerveux, nous trouvons seulement dans l'observation le qualificatif : hystérique précoce.

Nous savons que la malade présentait une irritabilité nerveuse considérable ; du reste nous n'avons pas eu l'occasion de l'examiner personnellement au point de vue des stigmates précis d'un état hystérique dont l'existence ne fit aucun doute pour les observateurs qui la virent.

Nous avons soigné et étudié personnellement à la clinique deux opérés de M. Ollier qui présentèrent des accidents entièrement semblables.

Dans un cas, la paralysie suivit une séquestrotomie pratiquée sur l'extrémité inférieure de l'humérus ; dans l'autre, elle succéda immédiatement à une résection itérative d'un coude anciennement opéré et redevenu tuberculeux.

En voici du reste les observations.

Observation II.

Rosalie Ju..., 23 ans, ménagère, de St-Cergues, entrée à la Clinique le 18 octobre 1890.

Son père est en bonne santé, sa mère a succombé à des suites de couches ; elle a trois frères ou sœurs bien portants. La malade n'avait aucun accident pathologique, lorsque, à l'âge de 9 ans, sans cause appréciable, elle présenta soudain des symptômes fébriles violents ; anorexie, douleurs rachidiennes, courbatures, etc. Bientôt survinrent de vives douleurs au niveau de l'extrémité inférieure du tibia gauche, du coude du même côté, de la hanche du côté droit ; ces douleurs s'accompagnaient de tuméfaction et de rougeur des régions indiquées. Dans tous ces points se formèrent bientôt des fistules qui se cicatrisèrent, puis se recouvrirent pour laisser passage à des débris séquestraux.

Enfin, deux ans et demi avant son entrée à la Clinique, la malade présenta au niveau de la portion inférieure de la diaphyse humérale droite des accidents semblables qui furent suivis de l'établissement de deux trajets fistuleux.

A son entrée, elle offre aux points indiqués de nombreuses cicatrices : au coude gauche, on en trouve trois d'étendue inégale, adhérentes à l'humérus. La plus inférieure tient à l'épicondyle ; la plus élevée est à 0,10 de l'interligne. L'avant-bras est fléchi sur le bras à angle obtus. L'excursion des mouvements est limitée à une flexion très incomplète ; la pronation et la supination sont respectées. Le diamètre transversal du coude est augmenté, l'olécrane très saillant en arrière, l'épitrochlée et l'épicondyle, volumineuses. Enfin les masses musculaires du bras présentent un certain degré d'atrophie.

Du côté du bassin. — On trouve une cicatrice au milieu et en haut de la fesse droite, 2 fistules sont encore en pleine suppuration, l'une au niveau de l'épine iliaque antéro-supérieure, l'autre sur la branche horizontale du pubis, vers l'insertion des adducteurs ; toutes deux ont donné passage à des séquestres et conduisent sur l'os iliaque.

L'articulation de la hanche est indemne de tout processus pathologique ; mais la malade offre de ce côté tous les signes d'une luxation congénitale coxofémorale sur laquelle nous n'insistons pas.

Au bras droit. — Deux fistules conduisent sur l'extrémité inférieure de l'humérus épaissi.

A la jambe. — La moitié inférieure de la crête de la diaphyse tibiale est couverte de cicatrices. Un peu au-dessus de l'interligne tibio-tarsien, la peau est rouge, tuméfiée ; les douleurs sont aiguës, la nuit surtout ; au-dessus de la malléole interne, une fistule suppure. Toute la moitié inférieure du tibia est gonflée. L'articulation tibio-tarsienne est intacte.

La malade dit qu'elle a maigri. Elle ne tousse pas, et ne présente rien d'anormal ni aux poumons, ni au cœur, ni dans les urines.

Opération. — 27 novembre 1890. Sur la face antérieure du tibia, au niveau de la région juxta-épiphysaire inférieure, on applique une couronne de trépan. On enlève une rondelle de tissu compact, épaissi, qui recouvre du pus et quelques séquestres. On fait un évidement convenable et on perfore de part en part l'os drainé largement.

Les suites furent normales.

Vers la fin de décembre 1890, la malade qui avait souffert un peu plus vivement du côté de sa fosse iliaque droite présenta dans ses selles du pus qui était évidement venu de la lésion de l'os iliaque.

Enfin le 29 avril 1891, M. le professeur Ollier procède à une triple opération : 1° on rouvre, on gratte le foyer tibial qu'on avait laissé s'oblitérer trop tôt ; 2° avec la gouge et le maillet, on pratique une large trépanation de l'aile de l'ilium. On enlève un sequestre volumineux. Enfin 3° on pratique une trépanation et un évidement de l'extrémité inférieure de l'humérus droit dont on retire 2 petits séquestres ; on a pénétré sur l'humérus, par sa face externe ; l'incision de la peau et des muscles a été faite avec précaution ; on a la certitude d'avoir respecté le nerf radial laissé au-dessus ; on a seulement vu et coupé un filet musculaire insignifiant.

Aussitôt à son réveil, la malade s'est aperçue que la main droite, qui correspond à l'humérus opéré est complètement paralysée. La paralysie porte d'abord sur la motilité du poignet, de la main, des doigts qui sont complètement immobiles. La malade ne sent plus qu'elle a un avant-bras. La sensibilité est diminuée ; la malade accuse des sensations de contact même légères, mais les localise mal. Il est nécessaire d'écarter notablement les pointes qui agissent simultanément pour qu'elle les discerne. Elle perçoit bien les piqûres.

Les muscles répondent bien au courant faradique.

Les jours suivants, état tout à fait stationnaire; vers le 5 mai, la malade eut un peu de fièvre ; il s'était produit de la rétention dans la fosse iliaque droite; mais tout disparut après l'introduction d'un grand drain; depuis lors, tout marcha régulièrement vers une guérison rapide qui était complète le 15 juillet.

Il y a lieu de remarquer que la nature de ces ostéites est restée un peu indécise; mais que selon toutes probabilités, elles n'étaient point tuberculeuses ; la marche du mal, l'apparence des lésions, des séquestres n'étaient pas en faveur d'une lésion bacillaire.

Quant aux phénomènes paralytiques de l'avant-bras droit, ils commencèrent à céder dix jours après l'opération. On vit réapparaître de très petits mouvements dont l'amplitude s'accrut lentement et progressivement ; la sensibilité devint vite entièrement normale.

Le 5 juin, la restitution des mouvements était presque complète ; le 1 juillet, rien ne subsistait des accidents paralytiques.

A cette époque, la malade examinée soigneusement au point de vue des stigmates hystériques ne nous offrit ni zones d'anesthésie, ni points hystérogènes, ni boule, etc.

Sensibilité normale partout ; le réflexe rotulien était intact.

L'examen des yeux fait à la clinique ophtalmologique révéla un fond d'œil et un champ visuel entièrement normaux.

Nous découvrimes seulement : une abolition incomplète du réflexe cornéen, une abolition absolue des réflexes pharyngés et plantaires; ce furent là tous les signes un peu positifs de perturbation nerveuse qu'il nous fut possible de constater.

Observation III.

Jean Lavo, facteur, âgé actuellement de 36 ans, entre à la clinique, le 22 avril 1891.

Il ne présente pas d'antécédents héréditaires ; personnellement, il accuse des habitudes alcooliques (vin blanc, eau-de-vie, etc.), très avérées, de 20 à 25 ans, et qu'il a, dit-il, presque complètement abandonnées depuis plusieurs années ; cependant, il boit encore de l'eau-de-vie.

En 1880, étant âgé de 26 ans, il a fait à la clinique un premier séjour pour une tumeur blanche du coude droit. M. Ollier lui fit la résection (1). Le malade guérit très bien avec un excellent résultat. Les

(1) Le malade qui avait eu des hémoptysies et dont l'état local était très mauvais refusa l'amputation.

mouvements s'étaient solidement restitués : le malade atteignait son épaule avec la main, dans la flexion maxima; la pronation et la supination s'exécutaient parfaitement.

En 1888, quelques fistules apparurent qui furent guéries à la clinique par de simples pansements et des crayons d'iodoforme.

Au mois de décembre 1890, le malade se mit à tousser, à transpirer la nuit, à maigrir considérablement. Enfin en mars 1891, la néarthrose se tuméfia, rougit, devint très douloureuse surtout pendant la nuit. Un abcès apparut sur la face interne du coude.

A son entrée, le malade est porteur d'un coude droit rouge, tuméfié, douloureux. On découvre 3 fistules, au dedans, en arrière, en dehors de la région. Le membre est devenu impotent. L'état général est médiocre; le malade tousse, il a craché du sang. Au sommet droit, on trouve de la respiration soufflante et rude, de l'expiration prolongée : au sommet gauche, il existe également de la rudesse respiratoire.

Il n'y a pas d'albumine dans les urines.

Opération. — 3 mai. On ouvre largement l'articulation au moyen de l'incision ordinaire de la résection du coude.

Les surfaces articulaires, les ligaments sont tapissés de fongosités; celles-ci forment des nids dans le tissu cellulaire sous-cutané. Elles ont superficiellement érodé les extrémités osseuses élargies et compactes de l'humérus et du cubitus dont on retrouve très bien le nouvel olécrane avec son insertion tricipitale.

Nulle part il n'existe de séquestres; il n'y a que des lésions superficielles qu'on emporte avec la cisaille, et qu'on détruit soigneusement avec les ciseaux et le thermo-cautère.

Pendant l'opération, afin d'éviter la section du cubital perdu dans les masses fongueuses périphériques, on a pris soin d'isoler le tronc du nerf récliné avec soin et sous les yeux.

On ne fait aucune réunion ; on draine largement et l'on fait le pansement et l'attelle de la résection du coude.

4 mai. Aussitôt après son réveil, le malade s'est aperçu qu'il était absolument incapable de mouvoir son poignet ni ses doigts. La paralysie est flasque, diffuse, complète; aucun muscle n'a sauvé son action

Le malade ne sent plus sa main. A l'exploration de la sensibilité cutanée, on voit que les sensations de contact sont très bien perçues ainsi que les piqûres: mais, si on le pince, il accuse un simple fourmillement.

Les jours suivants, la situation ne se modifia aucunement; on avait changé le pansement; il n'y eut aucune complication locale, pas de troubles trophiques. Les troubles légers de la sensibilité diminuèrent bientôt. Cependant la paralysie motrice restait entière.

Les muscles répondaient parfaitement au courant d'induction.

Nous n'insisterons pas sur l'évolution de la plaie; indiquons seulement qu'elle était presque complètement cicatrisée vers le 15 juillet. La néarthrose recouvra sa cohésion, et tout nous permet d'attendre le résultat orthopédique ordinaire à nos opérés, c'est-à-dire un membre mobile et solide.

Vers le 1 juillet, le malade nous fit voir qu'il pouvait exécuter quelques mouvements encore extrêmement limités; le pouce était le plus favorisé. A ce moment, la sensibilité était normale; il existait un peu d'œdème du dos de la main, œdème sans importance qui apparait souvent sur le membre immobilisé dans l'attelle plâtrée. Depuis trois semaines, on lui faisait quotidiennement une séance d'électrisation faradique.

Ces mouvements acquirent progressivement une amplitude plus grande; les progrès furent continus; le 21 juillet, le malade étendait et fléchissait spontanément les doigts et la main d'une façon normale.

A cette époque nous examinâmes le malade au point de vue des stigmates de l'hystérie. Nous trouvâmes ce qui suit.

La sensibilité est normale partout.

Le réflexe pharyngien et le plantaire sont abolis; le réflexe cornéen est normal; le réflexe crémasterien est très exagéré; le testicule gauche est hyperesthésié. La pression de l'hypochondre gauche est pénible.

Le réflexe rotulien est très exagéré. Il existe de la trépidation épileptoïde.

Du reste, nous ne trouvons rien qui nous permette de penser à une lésion anatomique du système nerveux. L'intelligence est normale. L'examen de l'œil fut fait par notre collègue M. le Dr Rossigneux, chef de clinique ophtalmologique. « L'œil gauche dont l'acuité était normale présentait une pupille congestionnée; les veines sont dilatées, sinueuses, rétrécies à leur entrée dans le nerf optique; les artères paraissaient un peu moins volumineuses que normalement. A droite, l'acuité est de 1/4; la vision de ce côté a toujours été défectueuse; la diminution de l'acuité semble tenir à une diminution de sensibilité rétinienne par défaut d'usage, le malade ayant la vision monoculaire par le fait du trouble de réfraction assez accusé de son œil droit (hyperopie). Le champ visuel est normal. »

Le malade a été revu plusieurs mois après sa sortie du service; il ne présentait aucune trace des accidents paralytiques en question.

Il est facile de voir que, dans les deux cas qui précèdent, les accidents paralytiques survenus dans des conditions semblables ont été caractérisés de la même manière.

Voici le résumé des phénomènes constatés chez l'un et l'autre malade :

Paralysie constatée aussitôt apres le réveil du sommeil anesthésique; — cette paralysie ne peut être attribuée à des sections nerveuses, parce qu'on avait la certitude matérielle de n'avoir coupé aucun nerf; parce que les symptômes immédiats et leur évolution ultérieure n'avaient rien de commun avec ceux qui sont liés à une section nerveuse; — paralysie localisée à la main, au poignet, à l'avant-bras, ne dépassant pas du côté des centres la région ostéo-articulaire opérée ; — paralysie n'atteignant la sensibilité cutanée que d'une façon incomplète et éphémère, celle-ci ayant rapidement recouvré son intégrité ; — paralysie en somme purement motrice, étendue à tous les muscles de la région, accompagnée de la perte complète du sens musculaire; paralysie n'ayant jamais altéré la réaction au courant faradique ; — paralysie enfin bientôt suivie de la restauration des fonctions lésées.

Nous devons nous demander quelles sont la nature et la cause de ces paralysies, pourquoi elles se sont produites et dans quelles conditions?

D'abord pouvait-on les attribuer à des lésions anatomiques directes ou secondaires? Nous venons de dire qu'on ne devait pas songer à incriminer la blessure des troncs nerveux. On avait la certitude matérielle de n'en avoir pas commise.

Dans le premier cas, le radial avait été soigneusement évité; dans le second, M. le professeur Ollier avait fait la recherche et la découverte du cubital afin d'acquérir une pleine sécurité.

Au reste, pour expliquer une paralysie absolue et totale telle qu'on la constatait, il fallait supposer une section de tous les nerfs du membre, ce qui était impossible; enfin, la sensibilité était trop légèrement altérée pour permettre même d'y songer sérieusement.

On pouvait penser que sous l'influence des lavages, de l'exposition à l'air, de l'action du thermo-cautère, de la mobilisation et de la découverte des troncs nerveux, ceux-ci avaient subi de brutales et passagères perturbations dans leur irrigation vasculaire et leur nutrition ; c'était en somme invoquer le mécanisme par lequel MM. Quénu et Lejars ont expliqué les troubles de l'innervation laryngée que l'on constate après certaines opérations sur le cou. Mais ici, un seul nerf, le radial chez une malade, le cubital chez l'autre, pouvaient être mis en cause; or, nous le répétons, la paralysie relevait de tous les nerfs du membre : radial, médian, cubital.

On pouvait se demander si la compression exercée par la bande d'Esmarch, qui avait été employée dans les trois cas, n'avait pas joué un rôle prédominant dans la production de ces accidents. Nous avons repoussé cette hypothèse, parce qu'elle n'expliquerait pas suffisamment la dissociation des phénomènes paralytiques, parce que rien dans les symptômes et dans leur marche ne permit d'admettre une lésion anatomique des troncs nerveux, parce que la paralysie ne dépassait point le coude, alors que la bande élastique avait été placée à la partie supérieure du bras, enfin parce que l'accident observé était

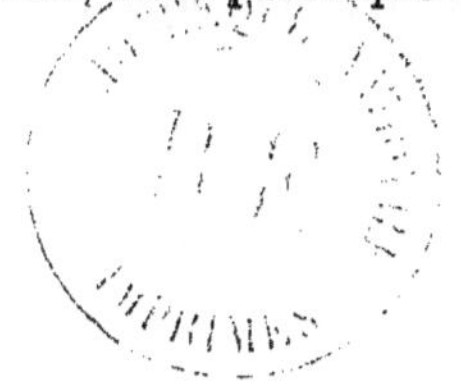

tout à fait exceptionnel, et que s'il en avait été ainsi, on devrait l'observer assez souvent, étant données les innombrables applications de bandes d'Esmarch faites sur un membre supérieur.

Nous sommes ainsi forcément conduits à admettre une origine centrale de notre paralysie, voire même une origine cortico-cérébrale ; il fallait la reporter aux zones psycho-motrices ; l'on sait d'ailleurs que les centres des mouvements de l'avant-bras, du poignet et de la main occupent côte à côte le tiers moyen de la frontale ascendante.

D'autre part, les conditions suivant lesquelles était apparu l'accident (soudaineté, etc.), l'impossibilité de supposer une lésion anatomique du cortex, l'évolution ultérieure des phénomènes nous obligègèrent à admettre que la paralysie était sous la dépendance d'un trouble dynamique, fonctionnel des centres incriminés, et non de leur altération anatomique.

Il était donc légitime de supposer qu'un courant d'inhibition parti de l'un quelconque des troncs nerveux du coude fût venu impressionner les centres corticaux d'où émanent les filets moteurs de la région paralysée.

Même, les troubles légers de la sensibilité qui accompagnaient cette paralysie n'ont rien que de favorable à l'hypothèse en question; nous savons très bien, depuis les travaux de M. Raymond Tripier, que les paralysies motrices d'origine centrale sont presque constamment accompagnées de perturbations de la sensibilité.

Il semblait qu'on dût définir exactement l'accident dont nos malades étaient victimes en le qualifiant de « *paralysie réflexe* ». Malheureureusement, on a attaché à cette expression de « paralysie réflexe » un sens très différent de celui que nous lui devions attribuer : par définition, d'après les classiques, elles désignent des paralysies apparues en une zone éloignée de la lésion à qui en incombe l'origine.

Mais, incontestablement, les faits dont nous nous occupons offrent une grande similitude avec plusieurs des nombreuses observations d'hystéro-traumatisme rassemblées et publiées par M. Charcot et ses élèves. Nous n'avons pas l'intention d'entrer ici dans des considérations oiseuses sur les paralysies hystériques et l'hystéro-traumatisme. Le lecteur se reportera au travail excellent de Berbez (thèse de Paris, 1887), à la thèse de Guinon (*sur les agents provocateurs de l'hystérie*, Paris, 1888), à une revue du même (*Revue de Chirurgie*, 1888) et la série des leçons de Charcot, etc. Nous désirons seulement montrer que, différant par certains côtés des faits ordinairement étudiés par l'Ecole de la Salpétrière, nos observations n'en sont probablement qu'une modalité inaccoutumée.

Des paralysies hystéro-traumatiques, hystéro-opératoires classiques nos malades présentent assurément plusieurs caractères fondamentaux : d'abord leur apparition instantanée, indépendante de blessure des nerfs; puis leur distribution exactement limitée à l'avant-bras, au poignet et à la main, ne dépassant pas l'articulation du coude. Elle portait ainsi sur la totalité d'une région dont elle anéantissait le pouvoir musculaire et aussi le sens musculaire.

L'intégrité de l'action des courants induits, l'absence de troubles trophiques, enfin la marche ultérieure des symptômes, l'amélioration progressive et la guérison relativement rapide sont autant de signes tout à fait conformes à la description ordinaire des paralysies hystéro-traumatiques.

Il reste à examiner si les malades présentaient d'autres stigmates de l'hystérie. Nous avons peu de renseignements précis au sujet de la première opérée de M. le professeur Ollier.

Quant à nos deux malades, ils présentent des anomalies assez nettes. Chez la femme qui avait subi la trépanation de l'humérus, on ne trouve que des troubles réflexes : l'abolition du réflexe pharyngien n'a pas une grande importance, mais celles des réflexes cornéens et plantaire ont une signification positive. Dans notre seconde observation, nous avons affaire à un alcoolique qui, en dehors d'un certain degré d'hyperesthésie d'un testicule et d'un hypochondre, présente de l'abolition du réflexe plantaire, une exagération très marquée du réflexe rotulien, et de la trépidation épileptoïde. Nous pensons que dans l'un et l'autre cas, on est autorisé à regarder les sujets sinon comme des hystériques très caractérisés, du moins comme plus que suspects.

Cependant quelques conditions particulières rendent nos cas différents des observations ordinaires. D'abord, il y a lieu de remarquer que les altérations de la sensibilité furent légères, fugitives, et d'une importance secondaire.

Ces paralysies sont survenues à la suite d'un traumatisme réel, sérieux, qui est peu comparable aux accidents auxquels succèdent les paralysies hystéro-traumatiques classiques. Il est de plus bien difficile de faire jouer ici un rôle plausible à la suggestion. Il est remarquable que les trois malades avaient été antérieurement opérés sans accident comparable. Au reste, ces dernières considérations n'ont rien qui puisse éliminer la nature hystérique des symptômes, puisque Guinon rapporte l'histoire d'une paralysie hystéro-opératoire apparue après une opération pratiquée sur le périnée. Remarquons enfin la relation anatomique étroite qui existe entre le siège de l'opération et la paralysie, cette dernière ayant toujours frappé l'avant-bras correspondant du coude blessé. Mais ces différences dans les cas types n'ont rien d'éliminateur.

S'il nous fallait définir aussi exactement que possible la nature des phénomènes qui nous occupent, nous les considérerions *comme des paralysies de nature réflexe, consécutives à une inhibition produite sur les centres moteurs de la région par la blessure du coude, chez des sujets évidemment prédisposés.*

Ici c'est le traumatisme opératoire périphérique qui a tout entier joué un rôle provocateur dont on attribue d'ordinaire une large part à la suggestion.

Il ne nous est pas possible de voir quelle distinction il serait permis d'établir entre cette donnée et le sens que l'on attache au mot d'*hystéro-traumatisme*.

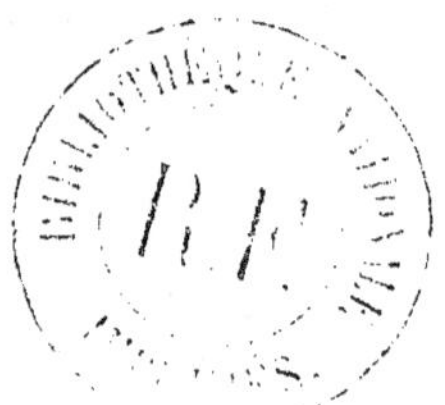

Le Mans. — Typ. Ed. Monnoyer. — Septembre 1893.

www.ingramcontent.com/pod-product-compliance
Lightning Source LLC
LaVergne TN
LVHW012018170826
845678LV00004BA/1548
9782329626567